Lina Natalia Escobar Solano

Salutogénesis y Psiquiatría

Lina Natalia Escobar Solano

Salutogénesis y Psiquiatría

Una mirada a la prevención

Editorial Académica Española

Imprint
Any brand names and product names mentioned in this book are subject to trademark, brand or patent protection and are trademarks or registered trademarks of their respective holders. The use of brand names, product names, common names, trade names, product descriptions etc. even without a particular marking in this work is in no way to be construed to mean that such names may be regarded as unrestricted in respect of trademark and brand protection legislation and could thus be used by anyone.

Cover image: www.ingimage.com

Publisher:
Editorial Académica Española
is a trademark of
International Book Market Service Ltd., member of OmniScriptum Publishing Group
17 Meldrum Street, Beau Bassin 71504, Mauritius
Printed at: see last page
ISBN: 978-620-0-40452-7

LINA NATALIA ESCOBAR SOLANO

SALUTOGENESIS Y PSIQUIATRIA

Dedicado a la memoria de mi querido amigo y profesor:
Grégory Alfonso Garcia Moran

"La Neurobiología Moral de la Empatía y la Confianza, su y su evolución son parte del origen y futuro, de la Civilización"

TABLA DE CONTENIDO

INTRODUCCIÓN

El término salutogénesis fue acuñado por primera vez por el sociólogo Aaron Antonovsky, proviene del latín *Salus* " Salud" y del griego *Génesis* "origen"; lo introdujo en su libro *Health, Stress and Coping* publicado en 1979. La visión salutogénica, surge en contraposición a la postura médica adoptada durante los últimos siglos, pues aún en la actualidad la educación que se imparte en las facultades de Medicina se encuentra orientada prioritariamente a la búsqueda de la curación de las enfermedades, pero no a la prevención de las mismas. (Bengt & Eriksson , 2011) Sin embargo, desde la reunión de la OMS en 1993 se busca establecer la promoción de salud, como una prioridad para evitar el sobrecosto en los sistemas de salud y mejorar el bienestar de todas las personas. (Organización mundial de la salud, 1998)

Uno de los conceptos que toma más relevancia en la teoría de Antonowsky es el de *"Recursos generales de resistencia"* que son las cualidades o recursos materiales que cada individuo posee dentro de la sociedad y que le permiten sobreponerse ante situaciones de adversidad. Estos brindan a las personas un conjunto de experiencias coherentes que le permiten reconocer una circunstancia específica y las diferentes vías de acción que puede tener.

Los recursos generales de resistencia pueden ser genéticos, constitucionales y de carácter psicosocial, entre todos estos recursos pueden incluirse los conocimientos, la inteligencia, la identidad, el ego, las redes de apoyo, la cohesión y control social, la estabilidad cultural, la religión y las influencias de la filosofía y el arte.

Todas las caracteridtícas anteriormente descritas, permiten que cada individuo desarrolle el sentido de coherencia a lo largo de toda su vida, pero principalmente le ofrecen bases sólidas a cada sujeto para que fundamente en las primeras décadas de su vida la forma en la que responderá a situaciones estresantes el resto de su vida. (Antonovsky, 1979)

Uno de los factores que desencadenó la investigación de Antonovsky fue trabajar con pacientes que expierimentaban patologías de larga data entre las que se encontraban esclerosis múltiple, cáncer y enfermedades cardiovasculares, en este momento descubrió la importancia de la fomación del sentido de coherencia que petmitía afrontar adeucadamente las dificultades, factores estresantes y el manejo de la tensión.

Teniendo en cuenta los arguentos previamente expuestos la salutogénesis se convierte en una de las mejores aliadas del que hacer médico, pues permite a todo el personal de salud dar un nuevo enoque al tratamiento no solo de enfermedades de dificil manejo, diagnóstico y de curso clínico tórpido, sino también dar una visión diferente de la vida a quienes las padecen; estas acciones claramente producen mejoría en la calidad de vida de los pacientes y de su red de apoyo, además de disminuir parte de la carga a los sistemas de salud, por ende, se convierte en una herramienta casi indispensable para mejorar las condiciones asociadas a la prestación de servicios en salud. (Antonovsky, The Salutogenic model as a theory togide health promotion, 1996)

La salutogénesis busca que la educación y el ejercicio médico se enfoquen principalmente en promover las capacidades de cada individuo con el fin de mejorar sus condiciones de salud.

El concepto de salutogénesis es planteado por Antonovsky hace tres décadas, arguemnta que cada individuo cuenta con diversas herramientas, no solo físicas sino psicológicas que en conjunto se conocen como sentido de la coherencia; según Atonowky el sentido de coherencia permite promover el bienestar y la salud incluso cuando debe enfrentarse a la adversidad o cambios significativos para si mismo. La teoría salutogénica implica un proceso de reparación, reconocimiento y reintegración con el fin de optimizar el estado de bienestar en el ámbito mental, social, espiritual y físico. De esta forma, la salud comienza a verse a partir de un proceso preventivo.

El proceso de sanar se encuentra ampliamente ligado a la curación y estos son complementarios, ambos deben ocurrir en todos los contextos en los que cada uno se desenvuelve, como el hogar, los centros de educación, las clínicas, la comunidad y los lugares de trabajo; estos espacios deben ser ambientes óptimos de salud, para ello debe sensibilizarse a cada integrante de dichos lugares con el fin de implementar intervenciones físicas y psicológicas para fortalecer cada uno de los ambientes.

Dentro de las necesidades básicas para sobrevivir la salutogénesis describe que no solamente deben tenerse en cuenta los requerimientos fisiológicos, sino también algunos factores de índole social que le permiten a los individuos ser resilientes ante las dificultades y contribuir con el desarrollo de las capacidades sociales globales. Sin embargo, describen algunos dominios específicos que deben equilibrase para promover la cohesión de la sociedad y con ello la resiliencia colectiva.

- Ambiente personal: basado en los constructos de salud personal y la intención de curación. El estado de salud de cada individuo se mantiene por la intención y expectación; este concepto se demuestra principalmente en el contexto de pacientes con enfermedades crónicas quienes tienen una baja expectativa de curación.
Los efectos de intención y expectación han sido estudiados por medio de ensayos clínicos en los que se incluye el uso de métodos placebo
- Relaciones interpersonales: Se basa en el establecimiento de las relaciones saludables y la organización en el proceso de curación.
- Dominio de conducta: Se basa en los estilos de vida saludable y la integración estos en el sistema de salud
- Ambiente externo: Ambientes promueven la curación de los seres humanos ecológicamente sostenibles. (Mittelmark & Bull, 2013)

La teoría de Antonovsky sostiene que toda curación inicia y se mantiene gracias a la intención y expectativa que determinan una visión de la vida y lo que cada uno busca. La intención curativa se define como la determinación conciente de mejorar el estado de salud, este comportamiento ante la enfermedad puede aparecer aún en los pacientes en fin de vida, pero se ha observado que la adquisición de una visión positiva ante la enfermedad aparece especialmente cuando el equipo médico apoya a quien padece de forma integral sin descuidar ninguno de sus ámbitos de vida. Dentro de las prácticas que favorecen la intención y expectativa se encuentran los grupos de apoyo y las prácticas espirituales y religiosas entre las que se incluyen principalmente la oración y la comunicación con lo que cada individuo considera como ser supremo. Otras prácticas implementadas que fortalecen el cuerpo y la mente incluyen el tai chi, Reiki y yoga. Dentro de las prácticas que han implementado los equipos de salud se encuentran la atención e integración de la familia, resaltando principalmente que el paciente puede mantener su funcionalidad.

Los esfuerzos que se realizan por parte de los equipos médicos, los familiares y los pacientes llevan a que se produzca la "Energía curativa" que aparece cuando el cuerpo y la mente logran trabajar de forma armoniosa.

Se ha demostrado que al implementar estas técnicas en cualquier patología se logran mejorar no solo las condiciones económicas, sino también se logra reducir la rotación del personal de la salud, la disminución en las recaídas de los pacientes y otras lesiones, además de una tasa significativamente menor en los errores médicos lo que ha aumentado la seguridad de los pacientes.

Uno de los campos en los que la salutogénesis ha influido ampliamente es en el de la salud mental, a lo largo de estas décadas se han realizado diversos estudios que integran este innovador concepto como una herramienta para mejorar la calidad de los servicios de salud y así no solo fortalecer la relación médico paciente, sino también ofrecer herramientas a quienes padecen enfermedades mentales para mejorar su calidad de vida.

Uno de los conceptos más relevantes que se ha integrado desde el punto de vista de la salutogénesis es el de "satisfacción con la vida" que implica conocer si los pacientes con alguna patología, pero en este caso pacientes con enfermedades psiquiátricas. La satisfacción de vida se define como *"una amplia gama de experiencias humanas relacionadas con el bienestar subjetivo general. Implica valor basado en el funcionamiento subjetivo en comparación con las expectativas personales y está definido por experiencias, estados y percepciones La calidad de vida por su propia naturaleza es idiosincrásica para el individuo, pero intuitivamente significativa y comprensible para la mayoría de las personas"* (Wayne, Chez, Smith, & Sakallaris, 2014)

CAPITULO 1
Dessarrollo Del Modelo Salutogénico

La inquietud de Antonovsky por el afrontamiento de la enfermedad hace que reflexione sobre un factor sumamente importante el cual recae en *"los recursos de resistencia generalizada"* por medio de los cuales puede darge resolución a dos tipos de roblemas; el primero enfocado en la disposición innata de cada individuo para padecer una enfermedad y el segundo orientado a las dificultades metales y sentimentales relacionados con el diagnostico de las enfermedades, por lo cual, teniendo en cuenta estos dos hallazgos se enfocó en el segundo, mencionanado que todas las enfermedade en realidad tienen un punto común que se orienta en el uso de los recursos de resistencia generalizada para su resolución. (Antonovsky , Social Class and Illness: A Reconsideration, 1967)

Es asi como se dilucida el camino para describir los recursos como las herramientas que lermiten a una persona y en general a la sociedad manejar adecuadamente las situaciones de estrés o de adversidad. De esta forma esta teoría empieza a tomar forma tras la definición de tres grandes grupos:

- Adaptabilidad a nivel fisiológico, biológico, bioquímico, psicológico, cultural y social.
- Lazos estrechos con los semejantes
- Compromiso y formación de vínculos entre las personas y la sociedad como institución.

Posteriormente inició el planteamiento de los recursos de resistencia específicos, los cuales inicialmente contaban con una descripción sumamente amplia y con cenpo un tanto abstracto, sin embargo, posteriormrnte este elemento toma forma y se describe entonces como algunos recursos que pueden provenir del exterior o de la misma comunidad y que permiten la ayuda en concidiciones muy específicas y en algunas ocasiones son dependientes del azar.

Tras estos planteamientos novedosos se concluye que las herramientas de afrontamiento pueden modificar dramáticamente la respuesta a la enfermedad, esta teoría toma mayor validez cuando se demuestra que con ciertas herramientas inherentes a cada ser humano combinadas con otras provenientes de sus redes de apoyo se pueden obtener desenlaces diversos frente a una misma entidad patologica. Sin embargo, en este punto surge un nuevo interrogante ¿Qué ocurre con las personas que se ven expuestas a grados de estrés muy significativo? Algunos pueden desarrollar aquello que hoy conocemos como *Adaptabilidad*, sin embargo, al inicio de la teoría de Antonovsky no fue claro como algunos desarrollaban esta extraordinaria herramienta resiliente y por ello emprende la ardua tarea de buscar un elemento común y abandonar la búsqueda orientada en enfermedades específicas; así concluye que en cierto punto todas las persona se ven expuestas en mayor o menor grado al sufrimiento o a la enfermedad y esto hace que todos sean vulnerables endiferentes momentos de la vida.

Los arguemntos previamente expuestos proponen llegar a la conclusión de que todos en cierto punto se encuentran en una dicotomía entre salud y enfermedad, por ello decide acuñar todos estos conceptos bajo el término salutogénesis con el fin de clasificar y ordenar este nuevo concepto de compresión de la salud – enfermedad.

Tras años de búsqueda e investigación aunfaltaba un elemento clave que uniese todas las piezas y que le diera sentido a la forma en que los recursos de resistencia generalizada en realidadse convirtiesen en una fuente de soporte para quienes se enfrentaban a situaciones adversas. Posteriormente encuentra que la base de estos fenómedo de ayuda colectiva se fundamentan en algo mucho más significativo y que se conocera entonces como *Sentido de la coherencia* el cual se describe como la confianza que se desarrolla como sentimiento generalizado ante las circunstancias internas y externas como resultado de la esperanza razonable y teniendo en cuenta la probabilidad de que las cosas funcionen bien. El sentido de la coherencia se bio reforzado por nuevos hallazgos a lo largo de los años, en los que Antonovsky recalca que una persona no puede lidiar con factores adversos de forma adecuada sino reconoce previamente el problema al cual va a ser expuesto; este sentido por medio del cual se afrontan adeucadamente las adversidades se ve enrriquecido por lo que hoy se conoce como *fuerza motivadora* que es lo que le permite a cada persona buscar un sentido y un orden para transformar su realidad. (Vinje, Langeland, & Bull, 2017)

Antononovsky cuestiona su teoría y la implementación de la misma, pues para poder reforzarla se requería que pudiese aplicarla en el contexto social, asi plantea que este contexto si puede hacerse visible en pequeños grupos como familias, grupos de amigos, o sitios de trabajo, sin embargo, en comunidades de mayor tamaño se hace ás complejo identificar el sentido de coherencia, pues para que este sea realmente útil debe cumplir ciertas caracteristícas que hacen que esta asociacion de personas pueda encontrar el mundo como comprensible, significativo y manejable; para poder llegar a la comprensión del sentido de coherencia grupal es imprensindible estudiarlo no solo de forma cuantitativa sino de forma cualitativa, esto quiere decir que se analice la influencia de la cultura, las crrencias religiosas, los mitos, los rituales y las ceremonias que comparten estas personas.

Para que el sentido de coherencia se desarrolle y sea fuerte se necesita que cada individuo sea expuesto a factores estresantes y responda a los mismos por medio de tres recursos fundamentales: consistencia, equilibrio y toma de desiciones, al aplicarlos y obtener resultados positivos se induce el establecimiento de los recursos generales de resistencia y con ello un sentido de coherencia fuerte, esto conduce a la movilización de recursos que favorecen la salud, así la teoría se enrriquece y puede aplicarse a la sociedad del tiempo de Antonovsky y a la actual para finalmente concebir como el sentido de coherencia afecta la salud de los idividuos, es así como este grpo de recursos individuales y grupales puede influir en situaciones como el planteamiento de medidas para la promoción de la salud, el afrontamiento de las situaciones adversas a nivel comunitario, la activación de las redes de apoyo y la necesidad implementar maquinaria emocional para reponder a los problemas que pueden debilitar el sentido de coherencia. (Antonovsky, The salutogenic model as a theory to guide health promotion, 1996)

Uno de los actores más relevantes en la formación del sentido de la coherencia es la instumentalización de los factores generales de resistencia antes de los 30 años de edad pues la mayoría de los cambios relevantes en la vida de los seres humanos ocurren cerca de esta edad, sin embargo, valdría la pena replantear este argumento en la actualidad, pues es bien sabido que muchas de las relaciones cercanas o la formación de la familia han tenido un giro significativo dadas las condiciones académicas y laborales de las sociedades que han producido que algunos individuos pospongan la formación de una familia nuclear.

El constructo social produce que los grupos de personas estén condenadas a la decadencia de la salud física o mental, pues nunca se es completamente sano o completamente enfermo y a lo largo de la vida esta situación puede ser sumanete variable, además en algunos momentos se puede experimentar malestan sin tener un diagnóstico medico de una patología específica, esto produce que Antonovsky entre en desacuerdo con la definición de salud emitida por la OMS para quella época en la que se define lasalud como una ausencia de enfermedad; es asi como la salud mental no se excluye de estas definiciones y se entiende entonces como una condición constante que hace que los seres humanos desarrollen mecanismos de afrontamiento inconsiente y otras herramientas consientes, lo que lleva a un reajuste continuo y permite afrontar con enteresa los cambios situacionales que producen alegría y tristeza a lo largo de la vida.

Finalmente Antonovsky emite un concepto sumamente relevante que se basa en tener en cuenta las condiciones propias de cada individuo, no solo las referentes a sus circunstancias fisiológicas o epigeneticas, sino tambien a su desarrollo como individuo dentro de la sociedad y las condiciones que han influido su forma de actuar o de resolver los invovenientes esto de trata de *"escuchar las historias individuales"* lo que en la actualidad le da gran relavancia a la psiquiatría como ciencia no solo en la intervención sobre patologías específicas, sino como una herramienta de prevención para evitar el afrontamiento inadecuado de las situaciones complejas a lo largo de la vida. Así se resalta la importancia del enfoque salutogénico en la promoción de la salud. (Antonovsky & Sagy, 2017) *(Ilustración 1)*

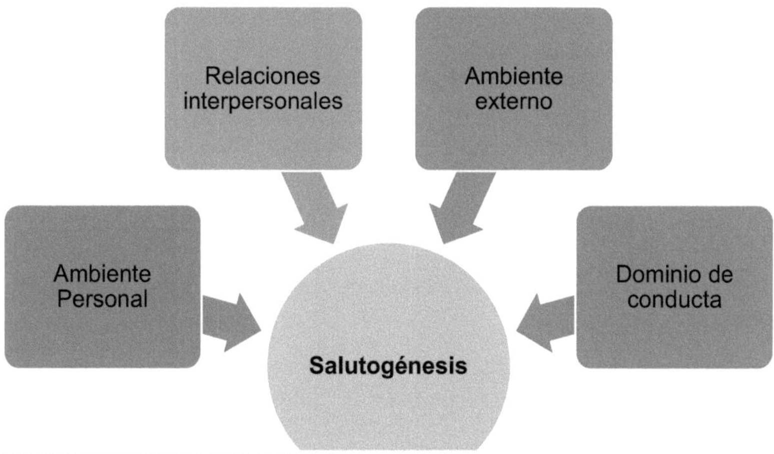

Ilustración 1: Componentes del modelo salutogénico

CAPITULO 2
Implementacion Del Modelo Salutogénico En Los Sistemas De Salud

El planteamiento de los sistemas de salud en el mundo se organiza generalmente en una de dos grandes corrientes: basada en el estudio y abordaje de patologías o en la promoción y prevención de la salud; esta última constitutiye un reto ya que no es posible considerarse completamente enfermo o completamente sano; aunque la ciencia puede estudiar parámetros fisiológicos específicos y por medio de ellos emitir jucios a cerca de la salud física, no ocurre lo mismo con la salud mental.

Otros sistemas han tenido en cuenta ambas visiones y han buscado integrarlas de la mejor manera, armugentando que las enfermedaes pueden verse como una oportunidad para que la salud y el afrontamientos mejoren una vez las situaciones adversas se superen; es asi, como la reinvención debe llevar a que las intervenciones medicas quese realizan se oriente a fortalecer el sentido de la coherencia, esto costituye un reto con el acutual creciemiento de la espectativa de vida en todo el mundo y con ello lacifra creciente de las enfermedades crónicas no transmisibles; es así como se convierte en una acción idispensable fortalecer el SOC desde la infancia y no solo a nivel individual sino a nivel social. (Rakel, Guerrera, Bayles, Desai, & Ferrara, 2008)

La *"Medicina basada en la persona"* busca intervenir de forma holística en el estado de salud de las personas e individualizar sus condiciones a nivel físico, psicológico y espiritual involucrando además el diagnóstico, tratamiento sin dejar de lado obviamente la promoción de la salud. Sin embargo, el enfoque salutogénico de la salud busca ademas integrar otras ciencias como la medicita tradicional y la medicina alternativa, con el fin de ofrecer múltiples alternativas a los pacientes que necesitan acceder a diferentes tipos de servicios.

Las caracteristícas básicas de un modelo basado en la medicina centrada en la persona deben incluir:

- Variedad de sistemas médicos y métodos de atención.
- Conocimiento de habilidades básicas que permitan la respauración y protección de la salud.

- Aplicar de forma oportuna herramientas diagnósticas y semiológicas que permitan la detección temprana y tratamiento de patologías emergentes.
- Ver en el ser humano una entidad compleja y como una suma de múltiples factores, entre los que se incluyen el medio ambiente y la interacción consus semejantes.
- Estimulación de habilidades innatas, propias de cada individuo, que potencien el autoconocimiento y la regulación de percepciones negativas en caso de enfrentarse a situaciones de compleja resolución. (Di Sesina & Iseppato, 2010)

Uno de los principales retos que sugiere la implementación del modelo en los sistemas de prestación de servicios en salud es que claramente se requiere el fortalecimiento entre quien está al frente de la atención del paciente y este ultimo, pues se hace indispensable que el juicio clinico tenga un papel relevante sin ignorar el conocimiento de las condiciones de cada persona, por ende cada individuo deberia tener acceso a una atención continua, prestada la mayoria de veces por el mismo profesional de la salud, esto con el de gortalecer lazos y de las condiciones individuales de cada paciente.

Además es indispensable que quienes hacen parte de los servicios de salud tengan conocimientos claros en protocolos internacionales y guías de práctica clínica que si bien se diseñan teniendo en cuenta carateristícas similares de grandes grupos de personas, deben evaluarse exahustivamente con el fin de aplicar de manera oportuna las medidas necesarioas y oportunas para cada paciente, esto conduce al uso óptimo de ayudas clínicas para así evitar el sobre uso de los recuersos. (Kienle & Kiene, 2011)

Para que se de la adecuada aplicación de este modelo es imperante la necesidad de impartir su conocimiento desde las facultades de Medicina, con el fin de orientar además en la empatía por el paciente para así reflexionar con el mismo en la importancia del reconocimiento de las condiciones que originaros las situaciones de salud y como podría intervenirse estos factores para mejorar la calidad de vida y así evitar la recurrencia de la enfermedad.

Sin embargo, una de las dificultades que ha surgido radica en la forma en la cual se mide el adecuado desempeño e implementación de estas medidas, pues se reuiere de la evaliación no solo por medio de métodos cuantitativos sino cualitativos y estos deben incluir la valoración de los pacientes, sobre todo en cuanto a la satisfacción del tratamiento recibido. Adicionalemnte, se debe valorar el punto de vista de los profesionales de salud, pues es sumamente relevante reconocer su situación laboral con el fin de evitar el agotamiento y suministrar una remuneración justa a su labor. Las condiciones previemnete descritas se complememntean además con la evaluacion de las medidas tecnológicas aplicadas en cada centro de salud y la rentabilidad de las mismas. (Sorem, Hatim , & Merrick, 2010)

Con el fin de implementar adecuadamente la educación en promoción y prevención es importante que las memidas se implementen y se promulguen aún en los centros de menor complejidad; de esta manera condiciones estalecidas para mejorar una condicion en salud establecidas en la carta de Ottawa *(Ilustración 2)* (Organizacion Mundial de la Salud, 1896) se convierten en mecanismos indispensables para alcanzar el bienestar mental, físico, emocional y espiritual como lo establece el modelo de salutogénesis.

Por medio de la salutogénesis se fortalece además el desarrollo de la economía local sostenible, sobre todo a nivel de la industria alimenticia, pues al favorecer las medidad de alimentación saludable se puede fomentar la industria de los alimentos no procesados y más naturales, favoreciendo así la disminición de la incidencia de las enfermedades crónicas no transmisibles.

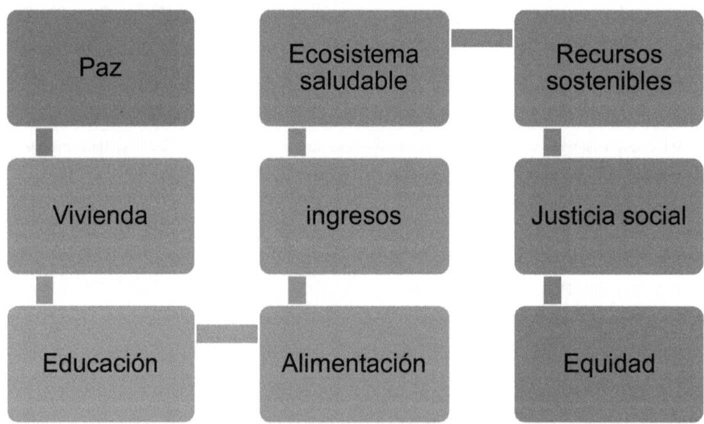

Ilustración 2: Componenetes dela carta de Ottawa para mejorar las condiciones de salud

Otro de los aspectos que ha demostrado mayor relevancia en cuanto a la prevención para la aparición de ciertas patologías es aquella que se deriva de la intervención en los patrones de alimentación, ejercicio y sueño ya que al inducir un orden específico teniendo en cuenta la edad, el género las ocupaciones de cada individuo y su estado de salud se disminuye el estrés y por ende la aparición de mecanismos de afrontamiento inadecuado como el consumo de alcohol, sustancias psicoactivas u otras conductas indeseadas, además, al intervenir sobre estos factores en caso de que se presente la aparición de patologías se mejora la respuesta y adaptación a la misma, además de favorecer la pronta recuperación. (Alivia, Guadagni, & Di Sarsina, 2011)

CAPITULO 3
Salutogénesis Y Reducción De La Desigualdad En Salud

Una de las principlales dificultades en el fortalecimiento de la igualdad en los sistemas de salud radica en que no existe una forma aplicable a todos los paises que los haga ser exitosos en este aspecto, por ello debe analizarse de forma individual cada sociedad y sus problemas particulares, sin embargo, una herramienta que parece útil para dilucidar el camino más correcto hacia la igualdad en los servicios de salud es la descrira por Klein quien plantea un enfoque interdisciplinario, este incluye una serie de cracteristícas que permiten su funcionamientoy una visión holística de la salud de un grupo de individuos *(Ilustración 3)*

Un reto significativo en la implementación de un enfoque preventivo es realizar una adecuada abstraccion y conversión de los sistemas actuales basados en las enfermedades y su tratamiento y no en la prevención de las mismas por medio del fortalecimiento de las herramientas que desarrolla cada individuo para enfrentar situaciones complejas a lo largo de su vida, sin embargo llevar a cabo una medición antitativa de estos parámetros es dificil ya que estas intervenciones solo pueden impactar el nivel de la calidad de vida o felicidad de las personas, sin embargo y debido a este impase se planeta la encuesta SOC traducida actualemnte a más de 32 idiomas, la cual permite a cada persona evaluar su sentido de coherencia; al alicarla se ha descubierto que es sumamente importante fortalecer en el contexto social y personal el sentido de coherencia sobre todo para evitar o minimizar el impacto de enfermedades mentales como la ansiedad o la depresion. (Juvinya, 2013)

Además según la teoría del psicólogo Siri Naess existe un importante concepto e calidad de vida interior, el cual equivale a que un ser humano disfrute adeás de un estado de salud mental positivo, para que los cambios hacia la adopcioón de conductas y pensamitntos migren hacia el lado positivo se requiere:

- Actividad: tener interés por una actividad especifica que se encuentre fuera de si mismo.
- Adecuadas relaciones interpersonales: es capaz de entablar este tipo de relaciones e interacciones de forma adecuada.

- Autoconocimiento: autoestima y tener sensación de plenitud con la forma en la que se comporta y se desenvuelve como ser humano y parte de un grupo específico de personas.
- Estado de ánimo: matenerse positivo, receptivo y seguro, ver las experiencias de la vida como situaciones a prendizaje y gratificación.

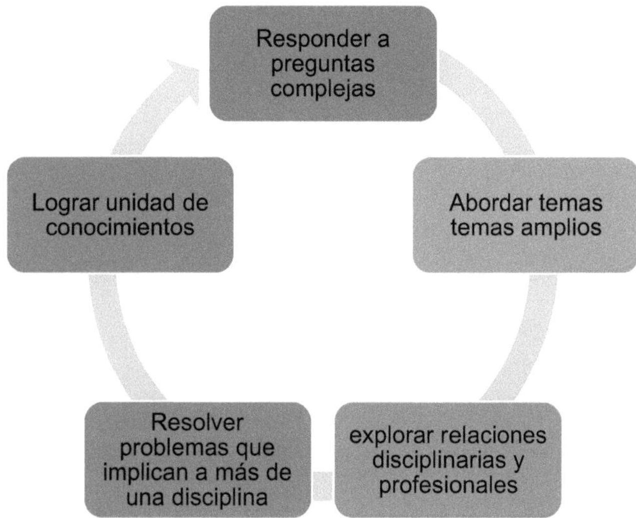

Ilustración 3: Elementos del modelo interdisciplinar de Klein

Teniendo en cuenta las herramientas previamente descritas es importante identificar el personal idoneo para la crecación de planes basados en las herramientas previmente descritas, además de reorientar efectivamente los recursos signados a salud desde los entes gubernamentales.

La promoción de la salud permite que los individuos sean capaces de reconocer los recursos adecuados para mantenerse sanos, además de dar espacio para la atención de quienes se encuentran con patologñias de dificil abordaje y manejo permitiendo preservar los recursos económicos; sin embargo, para que este fenómeno tambien es importante generar mayor cohesión entre quienes conforman una sociedad con el fin de constituir una *"comunidad asociativa"* la cual debería cumplir con:

- Cuidado y apoyo mútuo
- Rspuesta eficaz a los prblemas locales.
- Innovación
- Responsabilidad
- Funciones de ciudadania
- Desarrollo de empresas (Lindström & Eriksonn, 2013)

CAPÍTULO 4
Importancia Del Modelo Salutogénico En La Psiquiatría

Según datos de la Organización Mundial de la Saluad (OMS) la inidencia de las enfermedades mentales en las dos ùltimas décadas ha aumentado significativamente, esto ha impactado significativamente el nivel socieconómic de uchas poblaciones a nivel mundial, enfermedades como la depresión impacta de manera negativa en la vida de cerca de 300 millones de persinas en todo el mundo, sobre todo en individuos de género femenino.

Otras entidades como el trastorno bipolas y la esquizofrenia afectan cerva da 60 millones de personas y 21 millones respectivamente. Aunque el tratamiento de estas enfermedades crónicas incluye la adopción de medidas farmacológicas y estas tienden a ser efectivas en la mayoría de los pacientes también se ha observado que la mejoría no solo depende de la terapia famacologica, sino también de la instauración de terapias de inclusión que involucran no solo a las familias de los afectados sino tambien su entorno social más cercano.

Uno de los factores que más preocupa es que la mayoría de los sistemas de salud a nivel mundial aún no logran respinder a este crecimiento desbordado de las enfemredades mentales, sobre todo en los paises con bajos ingresos economicos; es así como entre un 76 a un 85% de los pacientes con patologias de esta índole no reciben tratamiento y entre un 35 a un 50% en paises dearrollados no logran acceder a tratamientos que les permitan mejorar su calidad de vida. (Organización Mundial de la Salud, 2019)

Teniendo en cuenta los antecedentes previamente descritos y la necesidad de una intervención urgente se hace imperante que se defina un plan de acción oportuno, esto involucra entonces directamente la salutogénesis pues el concepto de la promoción de la salud que se deriva del enfoque prouesto por Antonovsky proporcina a los pacientes una base para fortalecer el autoconocimiento y los recursos generales de afrontamiento; esto claramente deriva en el fortalecimiento de la búsqueda de mecanismos de "autocuración" (Glazinski, 2007)

Es así como estas condiciones de salud poco satisfactorias para quein las padece en cierto punto podrian convertirse en una alternativa para fortalecer el afrontamiento y el contexto social que impulsa las mejores condicones de salud, asi se puede concluir que la salud mental depende en gran medida de la interacción entre lo espiritual y la organicidad, por ello debe crecer la necesidad imperante de la formación en salud mental para todos los profesionales de salud con de guiar y orientar a los pacientes en la búsqueda de una mejor calidad de vida y en la prevenciñon de la aparición de ciertas condiciones de salud mental. (Rodriguez, Cuoto, & Diaz, 2015)

CAPITULO 5
Salutogenesis Y Neurobiología De La Empatía

La empatía puede definirse como las reacciones que se generan en cada persona tras las experiencias a las que se ven expuestos otros miembros de sue entorno cercano, esto incluye además la capacidad de comprender las emociones e identificarlas para intervenir en el futuro. (Lopez, Filippetti, & Richaud, 2014) Sin embargo, la empatía ha sido llevada casi a la extinsión por parte de los sistemas económicos que influyen sin duda en las condiciones de vida de una sociedad, no solo por su injerencia monetaria o el poder adquisitivo que obtienen los seres humanos, sino también por las conductas que induce en la forma en la que se crea un vínculo cercano, esto ha producido sin duda, sobre todo en los paises en vía de desarrollo o subdesarrollados que se aumenten las brechas económicas de pobreza y riqueza y a a la vez se disminuyan las oportunidades de acceso a los sistemas de salud; por ello una de las formas de intervenir positivamente en quienes padecen de estas condiciones es favorecer el desarrollo de la empatía.

Por medio del fortalecimeinto de las premisas previamente descritas surge el concepto de *" salud mental positiva"* que incluye la búsqueda de un bienestar individual y comunitario, ademas de la adopción de estilos de vida saludable; por esta razón la OMS define el *"plan de acción en salud mental"* este se basa en cuatro objetivos principales: fortalecer la atención sanitaria, la gobernanza, el liderazgo y la prevencion, información e investigación. (Organización Mundial de la Salud, 2013)

Las condiciones en salud mental favorables para una sociedad produce un efecto positivo en cada persona que la conforma, pues de esta manera se promueve el aprendizaje, el trabajo, crecimiento e interacción con otras personas; sin e,bargo sigue existiendo aún in incoveniente de acceso a programas de salud mental, sobre todo para las poblaciones más vulnerables, esto hace que la empatia juegue entonces un papel crucial en la promoción de la salud mental.

Este concepto se ha visto como una descripción salvadora de la forma en la que se puede influir sobre las desiciones que toma una sociedad, además que permite una mejor cohesión y la formación de principios como la humanización que se conviert en una fuerza casi invisible que impulsa a todos los seres humanos a trabajar por una prosperidad y supervivencia mútua.

La empatía ha sido un fenómeno social ampliamente estudiado, sin embargo, hasta 2012 se empieza a considerar su estudio a nivel neurobilógico, estos reportan actividad en áreas específicas de la cortza cerebral al exponer a los sujetos a estímulos sociales complejos, lo que demuestra que en humanos, el sentido de empatía es más complejo que en el resto de los mamíferos, sin embargo, estos estudios tuvieron un pequeño incoveniente: al ser análisis por imagen no fue posible describir los fenómenos químicos que se asociaban a estas situaciones.

Uno de los conceptos que se retoma para poder describir la neurobiología de la empatía es el de las *"neuronas espejo"* este témino hace referencia a los mecanismos de mimetismo e imitación que ocurren en el cerebro, esta teroría despierta interés cuando se descubre actividad a nivel de áreas corticales como el síngulo y la ínsula al mostrar a algunos grupos de personas la percepción de asco o de miedo de otros; sin embargo, por el momento resulta complejo dilucidar el mecanismo por el cual ocurren estos efectos, además, por el momento no se han asociado estas áreas de la corteza encefálica con la activación de otras zonas, otro de los problemas que debe superar esta teoría para convertirse en el fundamento la empatía en seres humanos radica en la pequeña cantidad de neuronas espejo que se ha descrito en modelos animales pues estas implican en promedio un 17% de las células reportadas, sin embargo, se ha suberido que podrían estar involucradas otro tipo de células y que las neuronas espejo podrían funcionar como agentes "recluta" de otras neuronas cercanas.

En 2015 se inician estudios en monos en los que observa cierta actividad a nivel de la amígdala, relacionada con la recompensa por las acciones hacia los otros miembros de su comunidad, esto hace pensar que dicha estructura está involucrada en emociones indierectas, este estudio además se enrriquese por experimentos conducidos en roedores, en quienes se confirmó aumento del trabajo de las áreas corticales ya mencionadas, además de la expresión de c-Fos un marcador de activación neuronal en quienes observaban que otros miembros de su especie experimentabal miedo o angustia, por lo cual se pudo concluir la importancia de la amigdala en la comprensión de las emociones de un par, sin embargo, en estudios posteriores realizados en otras especies de roedores se ha podido corroborar que la activación de áreas específicas de la amigdala varía dependiendo de la especie aunque si se exprese el mismo marcador neuronal.

Estudios en ratas adelantados en 2014 han buscado demostrar que la compañia de otro sujeto similar permite mejorar el afrontamiento de las situaciones negativas, sin emabrgo, las respuestas varías dependiendo en la forma en que uno de los sujetos es expuesto al estrés; asi, cuando se expuso a ambos individuos a un factor esresor y luego se les dejó seguir compartiendo se redujeron drásticamente las respuestas conductuales y autónomas de miedo, efecto contrario cuando una sola era expuesta o cuando se separaban posterior a experimentar una situación específica, este efecto fue mucho más alentador cuando las ratas pertenecian la mismo linaje familiar que cuando las parejas estaban conformadas por grupos de desconocidos, además al convivir en comunidades grandes se lograron mitidar las conductas de depresión y ansiedad tras esponer a los roedores a situaciones adversas. (Meyza, Ben - Ami, Monfils, Panksepp, & Knaska, 2018)

En 2011 la filosofa canadience patrici Churchland plantea que en los seres humanos este modelo de empatía ha estado condicionado desde antes de la aparición del *Homo Sapiens,* la evolución de la especie condicionó entonces que se pasara de la autoconservación al cuidado del otro para posteriormente llegar a experimentar empatía aún por quienes no hacían parte de su comunidad o su núcleo cercano; la teoría de Churchland se ha visto apoyada en algunos hallazgos que describen el papel crucial de la oxitocina en mamiferos; esta hormona aumenta si concentración con eventos asociados a la satisfaccion, confianza y la reducción de las condutas agresivas, sin embargo aún se dificulta reconocer específicamente como se pasa de un mecanismo primitivo a una comprensión del otro como la que experimentan los seres humanos, así se concluye que deben emprenderse nuevos estudios orientados a la comprensión de los modelos neurobiológicos de la empatía en humanos.

Además se ha descubierto que este sentido de la comprensión del otro es influido por el sexo biolígico de los sujetos que han sido objeto de estudio, se demostró que las hembras en fase de ovulación eran menos propensas a experimentar miedo y ansiedad, lo que aumenta la respuesta de ayuda al grupo con el que convive eliminando respuestas psicológicas negativas. (Shirtcliff, y otros, 2009)

CAPITULO 6

Anfrotamiento En El Modelo Salutogénico

Las estrategias de afrontamiento constituyen medidas que cada individuo aplica para hacer frente a las situaciones de dificil manejo, estas herramientas permiten reducir el conflicto entre los miembros de una comunidad y a la vez pueden amortiguar efectos emocionales adversos derivados de interacciones estresantes.

Los modelos de afrontamiento también se construyen a nivel familiar, sin embargo, la primera dimensión que debe desarrollas es la definición de estas herramientas en el ámbito personal, aunque estas reciben cierta influencia social cada individuo define la forma en que las aplicará para la resolución de problemas; posterior a la creación de estas medidas de utocuidado pueden instituirse algunas medidas familiares orientadas a crear una dináica de grupo buscando disminuir las situaciones tensas y garantizar de esta forma la calidad de vida y la salud de todos los individuos que la componen.

Los modelos de afrontamiento han sido objeto de estudio de la medicina y el psicoanálisis, sin embargo, uno de los modelos más aceptados es aquel basado en la progresión del yo, plantea que el afrontamiento inicial depende de herramientas primitivas que con el paso del tiempo van evolucionanado hasta constituir recursos reguladores verdaderos, sin embargo, estas condiciones se ven afectadas por todas las etapas de la vida y por ello se ha llegado a la conclusión que no siempre son las mismas y pueden dar a lugar a diferentes formas de afrontamiento; ademas esos modelos sufren cambios definitivos en cada persona debido a la exposicion a diversos ambientos culturales. (Amaris, Paternina , & Vargas, 2004)

Con el paso del tiempo se pueden instituir dos modelos: el primero incluye algunas acciones conocidas como "reevaluaciones cognitivas" que buscan implementar como estrategias la evitacion, la minimización, el distanciamiento, atencion selectiva comparaciones y extraccion de valores positivas de los sucesos negativos, este modelo permite buscar significados cambiantes por medio de valoraciones objetivas; sin embargo, existe otro grupo de personas que emplean otros recuersos entre los que se encuentran el incremento del trastorno emocional, lo que implica aumentar la culpa o los sentimientos negativos antes de implementar unasolución rea ante la situación a la cual debe enfrentarse, en estos indivicuos se ha desmostrados por medio de varios estudios el aumento de la incidencia de enfermedades de tipo orgánico. Otro modelo, sin embargo incluye laevaluación mucho más critica del individuo que le le permite definir el problema, buscar soluciones y realizar una abstracción sobre los beneficios o problemas adicionales que se derivaran de estas condiciones.

Los diferentes modelos pueden ademas conducir a la adopción de algunas conductas específicas, algunas negativas como el consumo de drogas o alcohol y algunas positivas como la búsqueda de apoyo social o familiar.

Aunque el afrontamiento y sus herramientas se van estableciendo a lo largo de la vida, se ha descrito que los mecanismos son variables y pueden compartirse mecanismos entre personas de diferentes géneros y edades, por ello se observa además el desarrollo de enfermedades mentales a lo largo de la vida, esto ligado de forma cercana a un afrontamiento basado en la evitación, la autocompasión o los mecanismos pasivos.

A lo largo de la historia del estudio del afrontamiento se concluye que todas las estrategias aplicadas pueden funcionar de forma funcional o disfuncional dependiendo del contexto en el cual sean aplicadas, es así como las herramientas basadas en el problema paracen ser útiles en ocasiones en las que el estrés parece ser de fácil manejo, mientras las centradas en las emociones se perciben más cuando aparece una situación ante la que se ha sido expuesto con baja frecuencia y por ende se experimenta más incertidumbre ante el peligro; por otra parte el afrontamiento basado en la evitación aparece cuando se busca aplazar el afrontamiento activo en busca de aprovisionarse de posibilidades para poder superar la situación.

Teniendo en cuenta que la salutogénesis implica grupos de persona y plantea que las situaciones dolorosas, de duelo o enfermedades se afrontan mejor cuando se tiene la compañía de un grupo de personas es importante hablar entonces del afrontamiento familiar; este se describe como los esfuerzos a nivel cognitivo o comportamental que todos adopran con el fin de dar resolución a una situación especifica. La forma en la que este nucleo se afronta a la adversidad está influida además por las normas y reglas que se establecn en el microsistema.

Una de las teorías conceptuales mas importantes se describió en 1981, fue descrita por McCubbin, Olson y Larsen quienes proponen el siguiente grupo de herramientas a nivel familiar:

- Reestructuración: Capacidad para hacer más manejable la situación
- Evaluación: Capacidad para aceptar que se trata de una situación adcersa minimizando su impacto negativo.
- Atención de apoyo social: Capacidad de obtener apoyo por parte de redes externas como amigos, vecinos u otros miembrso de la familia.
- Búsqueda de apoyo espiritual
- Movilización familiar: Búsqueda de recursos en la comunidad.

Loa mecanismos previamente descritos cobran sumamente importantes en las personas que padecen patologías de larga data como esclerosis múltiple, parkinson, insuficiencia cardiaca y renal, las cuales comrometen muchas dimensiones de la cotidianidad, esto puede tener una gran repercusión en el aislamiento social, experimentar angustia o ciertas enfermedades mentales que deterioran aùn más su calidad de vida. Sin embargo, en este punto surge la capacidad de análisis de cada individuuo que le permite preveer que recursos puede aplicar para minimizar el impacto negativo de esta situación además de la búsqueda del fortalecimiento del sentido de coherencia. (Macias , Orozco, Valle, & Zambrano, 2013)

Entre Octubre de 2011 hats Marzo de 2012 se analizan datos de 348 pacientes pertenecientes a un centro de salud rural y uno urbano de Suecia, quienes padecian enfermedades crónicas no transmisibles con edades entre 22 a 85 años, se analizó du estado civil, nivel educativo y socioeconómico además de comorbilidades. S e suministró una encuesta autoaplicable con el fin de reconocer la variabilidad de su sentido de coherencia y el afrontamiento basado en el problema versus el afrontamiento basado en los sentimientos. Tras el análisis de los datos se comprobó que el afrontamiento centrado en el problema tuvo un impacto negativo sobre la calidad de vida de los pacientes mientras que el fortalecimiento del sentido de coherencia se ligo a la eficiencia del afrontamiento asociado a las estrategias basadas en las emociones. (Kristofferzon, Engtröm, & Nilsson, 2018)

CAPITULO 7
Resiliencia Y Salutogénesis

La resiliencia se define como la capacidad que tienen los seres humanos para poder sobrepasar situaciones sumamente estresantes entre las que se puede encontrar muerte de padres o familiares, traumas u otras situaciones, esta capacidad surge de la interacción entre varios factores como algunas caracteristícas internas entre las que se encuentran: inteligencia y temperamento princilamente, además de las interacciones sociales con la familia y los coetarios. (Becoña, 2006)

Aproximadamente desde 2007 se han liderado nuevos estudios en los que se ha considerado que la adaptación también depende no solo de factores externos o socilamente adaptativos, sino también de la relación que se ha lofrado establecer de algunos marcadores neuroendocrinos. *(Ilustración 4)*

- **Eje hipotalámico-pituitario-suprarrenal:** Este sistema responde al estrés produciendo alteraciones fisiológicas, neuroquímicas y hormonales. La mayoría de los receptores de los mineralocorticoides y glucocorticoides a nivel encefálico están ubicados en el hipocampo, la amígdala y la corteza prefrontal, zonas en las que realizan modulación de efectos neurales y sistemas neuroendocrinos.
  Gran cantidad de estudios han reportado un alto nivel de estas sustancias en personas que padecen trastorno depresivo mayor y trastornos de estrés post traumático y han logrado afrontar situaciones relevantes de estrés, por ello se ha propuesto inciar líneas de investigación sobre los efectos de eje neuroendocríno para asi generar nuevas alternativas de taratmiento que proporcionen suplencia exógena de estas sustancias.

- **Dehidroepiandrosterona:** Es un precursor de andrógenos y estrógenos funcina como una prohormona secretada en las glandulas suprarenales, sus efectos fisiológicos no han sido completamente descritos, sin embargo se sabe que cumple una función importante como antioxidante y antiinflamatorio.
  Estudios adelantados en los últimos 15 años han demostrado que esta auemnta cuando las prsonas son sometidas a una elevada carga emocional, sin embargo, los niveles más elevados se vieron

estrechamente relacionados con mejor rendimiento ante las adversidsdes, además de contrarestar los efectos deletereos derivados del cortisol. (Dacal & Borges, 2009)

- **Testosterona:** Es una hormona sexual perteneciente al grupo de los androgenos, se produce principalmente en los órganos sexuales de los mamíferos y es derivada del ciclopentanoperhidrofenantreno; en cuanto a su acción en la neurobiología de la resiliencia su alta concentracion sérica se ha ligado con mayores niveles de agresividas, sin embargo, algunos estudios mencionan una importante y creciente concentración de esta hormona en saliva en deportistas de alto rendimiento de ambos sexos posterior a un triunfo, lo que se ha descrito además como una ventaja para el establecimeinto de relaciones interpersonales y disminución de los niveles de estrés.
  Algunos estudios que soporten los efectos positivos de la testosterona se han llevado a cabo en personas que padecen trastorno depresivo o trastorno de estrés postraumarico en quienes se ha encontradouna baja concentracion de esta hormona. (Navarrete, Cardoso, Pardo, Caceres, & Lopez, 2009)

- **Neuropéptido Y:** Es un péptido constituído por 36 aminoácidos, es uno de los más abundantes a nivel del sistema nervioso central y el sistema nervioso periférico, su presencia es sumamente importante para la regulación del rítmo circadiano, el apetito y la cognición, sin embargo, en el cambo que se aborda durante este capítulo tiene gran utilidad en la disminución a la respuesta negativa frente al estrés y funciona además como ansiolítico.
  Los niveles sericos de neuropéptido y predicen menores comportamientos negativos asociados con situaciones de angustia. (Diaz, Gafaro, & Bermudez, 2015)

- **Hallazgos genéticos:** Se han liderado varios estudios que ligan ciertas variables genéticas con una mayor o menor respiesta resiliente, entre ellos se destacan:
  - Gen heterocomplejo co – chaperona FKBP5, los polimorfismos encontradoa se asociaron a niños con evidencia de estrés postraumatico severo.

o Gen ADCYAP1R1 codifica la adenilil ciclasa pituitaria, los bajos niveles de esta molécula se ligaron a tasas elevadas de estrés postraumática severo en mujeres.

o Receptor del CRHR1 y sus variaciones se relacionaron con trastorno depresivo mayor a paciente con antecedentes de trastorno depresivo mayor.

o Transportador de serotonina, las variables a nivel del alelo corto se asociaron con mayor predominancia de emociones negativas y mayor vulnerabilidad ante el estrés, por el contrario, el alelo largo se ralacionó con altos nivees de resiliencia. (Russo, Murrough, Hu Han, Charney , & Nestle, 2012)

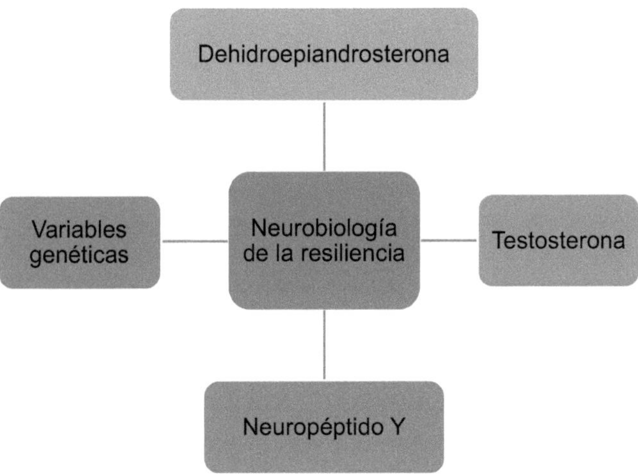

Ilustración 4: Componentes de la neurobiología de la resiliencia

CAPITULO 8
Sentido De La Coherencia Y Rehabilitación En Salud Mental

El modelo salutogénico se ha venido enrriqueciendo a lo largo de su historia, ademas de planetear nuevas herramientas y conceptos que permiten fortalecer la recuperación de la salud mental; es así como la recuperacion se considera como una visión personal en la que se aceptan los cambios y se produce un ajuste positivo ante los mismos, esto proporciona a los individuos la capacidad de mejorar su calidad de vida, ademas de alentar la independencia y la autonomía.

Estudios liderados en esta meteria en los que se ha aplicado el cuestionario de orientación del sentido de cohrencia en pacientes con esquizofrenia o trastorno esquizoafectivo, al fortalecer el proceso de rehabilitación usando terapias orientadas al sentido de coherencia y los facrores generales de resistencia se descrubrió que este grupo de individuos en general mejoraron su salud global, el funcionamiento social y lograron disminuir los niveles se síntomas afectivos de sus enfermedades, sin embargo tras estos hallazgos surgieron dudas orientadas a los metodos por los cuales se podría llegar a producir este efecto tan significativo. Posteriormente se plantea que las terapias que podrían llegar a producir estos cambios deberían basarse en en la creación y comprension de su entorno social; aunque estas acciones fuerosn positivas a esta nueva visión le faltaba un un factor muy importante: el conocimiento de las condicones propias de cada paciente, posterior al estudio de las particulares de cada individuo que fue objeto de investigación se logró implementar nuevas herramientas dependientes del entorno y generar provisiones para situaciones problema o crisis futuras dependientes de sus patologías de base.

En los pacientes que tiene un curso tortuoso de sus enfermedades mentales se ha observado sobretodo el predominio de ideas de minusvalía y desesperanza asociado a una disminución de empatia y pérdida del significado de la vida; por ello una de las directrices principales se basa en fortalecer las metas y aspiraciones futuras aumentando el deseo departicipación en actividades de interés.

Otro de los factores que ha pareci dar mejor significado a la vida tras experimentar síntomas severos asociaso a trastornos como esquizofrenia y trastorno depresivo mayor es dotar a los pacientes de conocimientos referentes a su padecimiento para que a partir del conocimiento puedan reconocer el inicio de sus síntomas y tomar medidas oportunas que permitan la consulta precoz y la rápida intervención previo al deterioro de su condición.

Estudios en pacientes psicóticos demostraron que os recursos generales de resistencia fuertes permitínan lidiar de forma asertiva con los síntomas relacionadso y además contribuían con su reinserción a la sociedad y a las labores productivas.

Sin embargo, estos estudios llegan a una conclusión común en la que el apoyo por parte del núcleo de personas más cercano al paciente juega un papel muy importante, sobre todo en los pacientes que han desarrollado síntomas depresivos como consecuencia de sus enfermedades, en quienes pierden sus relaciones por vergüenza, miedo o autoaislamiento se vio mayor deterioro asociado a la enfermedad; sin embargo, en quienes se fortaleció el establecimiento de relaciones sociales por medio de terapias que involucraban los recursos generales de resistencia y el sentido de la coherencia se observaron mejores resultados una recuperación más pronta.

Así para que se pueda inducir una rehabilitación positiva en salud mental es necesario que el individuo reconozca su patología, esto permite fortalecer la comprensión de la enfermedad y los síntomas que se deriban de la misma. Otra variable importante es la disponibilidad de los factores externos como el entorno familiar y la establdad del mismo, la asistencia social y el acceso oportuno a los sistemas de salud; al fortalecer estos mecanismos se propicia el autocuidado y claramente teniendo en cuenta lor argumentos de Antonovsky se fortalecen las condiciones para afrontar las adversidades futuras. *(Ilustración 5)* (Griffiths, 2009)

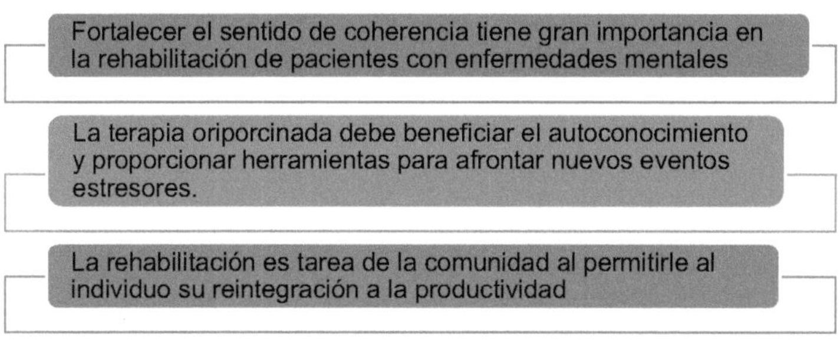

Ilustración 5: Objetivos del fortalecimiento de la salud mental por medio de la salutogénesis

CAPITULO 9

Desarrollo De La Relación Salutogénesis – Psiquiatría En Los Últimos 20 Años

En 2006 la Doctora Eva Langelad y sus colaboradores, investigadores del departamento de salud de la Universidad de Bergen en Noruega publicaron " ***The effect of salutogenic treatment principles on coping with mental health problems A randomised controlled trial***"

Este estudio buscó investigar los efectos de la terapia con principios salutogénicos, comparada con la terapia convencional; para ello se diseñó un ensayo controlado aleatorizado, el resultado primario que se buscó medir fue el cambio en el afrontamiento de los pacientes por medio de cuestionario SOC el cual fue aplicado al inicio del estudio y 19 semanas después, al finalizar la terapia en grupo y seis meses después; el cuestionario er enviado a los participantes por correo cada vez que debía ser aplicado.

La población que se escogió para este estudio padecía enfermedades o trastornos mentales y problemas psicosociales. La investigación se llevó a cabo en nueve sectores de Noruega y para un adecuado reclutamiento de los pacientes se concertaron reuniones periódicas entre los investigadores principales y los profesionales asistenciales de cada área, quienes establecieron un periodo de incorporación de pacientes de 2 meses. Como criterios de inclusión se tuvo en cuenta la edad (personas entre 18 y 80 años), residentes de hogares para pacientes con patologías mentales o relacionados con estos servicios. Sin embargo, se tuvo en cuenta que quienes participasen en el estudio estuviesen bien orientados, dominaran adecuadamente el idioma y no tuviesen problemas de adicción a drogas o alcohol.

Ambos grupos de pacientes recibieron información sobre el tipo de estudio en el cual participarían, explicando el tipo de terapia que recibirían y la forma en la que serían aplicados los cuestionarios de forma periódica.

Se invitó a participar a 136 personas y finalmente se contó con la participación de 116 individuos; posteriormente se divide a los pacientes en 2 grupos, el primero era un grupo de 67 sujetos a quienes se les ofrecería terapia con herramientas para el adecuado afrontamiento y el grupo control constituido por 49 pacientes recibiría terapia convencional.

Las intervenciones consistían en formar grupos de cinco a nueve participantes con diez y seis sesiones de terapia de una hora y media cada una, estos grupos de terapia estaban encabezados por un profesional en salud mental. Las cesiones de terapia se dividían en dos momentos, en el primero cada paciente comunicaba situaciones de la vida cotidiana en las cuales sentía que necesitaba de más herramientas con el fin de poder enfrentarlas de forma satisfactoria; el segundo momento de la terapia buscaba socializar tareas reflexivas que incluían cuatro ámbitos de la salutogénesis que según la teoría permiten mantener los recursos necesarios para ser resilientes, estos aspectos incluían: sentimientos internos; relaciones personales inmediatas; actividad principal; y las cuestiones existenciales.

Cada profesional líder de equipo recibió capacitación durante tres meses previos y eran supervisados por el líder de investigación una vez por semana. Los profesionales que participaron en el estudio no conocían previamente a sus pacientes.

El grupo de control de este estudio recibía terapia convencional, que consistía en visitas domiciliarias o asistencia a centros de salud mental por parte del paciente una o varias veces por semana.

Los resultados del estudio demostraron que la aplicación de principios salutogénicos al tratamiento psiquiátrico permite a quienes padecen de patologías mentales, mejorar el afrontamiento. (Riise, Hanestad, Nortvedt, Kristoffersen, & Wahl, 2006)

En 2007 se publicó ¨**Sense of coherence predicts change in life satisfaction among home-living residents in the community with mental health problems: a 1-year follow-up study**" un estudio prospectivo aleatorizado controlado realizado por Doctora Eva Langelad y colaboradores en el que se buscó incentivar en los pacientes el sentido de la coherencia y evaluar si este funcionaba como como un mejor predictor en la satisfacción de vida, pues según la teoría de Antonovsky se establece que al confrontar a una persona con circunstancias de estrés se fortalece en diversos sentidos la forma en la que se afrontan situaciones adversas.

Como criterios de inclusión para este estudio se tuvo en cuenta

- Pacientes de 18 a 80 años de edad

- Pacientes que permanecieran en hogares especiales para el cuidado y tratamiento de las enfermedades mentales o con problemas de drogadicción
- Pacientes con posibilidades de comunicación
- Capacidad de permanecer en un grupo por al menos seis meses.

136 pacientes cumplían con los criterios descritos, 116 manifestaron querer hacer parte del estudio y 107 respondieron a la solicitud formal por parte de los terapeutas.

Para la evaluación se utilizó un cuestionario que se basaba en la autoevaluación de los pacientes, este incluía 29 items y medía el grado en que un individuo ve el mundo como comprensible (11 ítems), manejable (10 elementos) y significativo (8 ítems). Las puntuaciones más altas señalan individuos con mayor sentido de la coherencia. Adicionalmente este estudio buscaba evaluar por medio de 16 items su satisfacción ante la vida en distintas áreas como el bienestar físico y materia, el desarrollo personal, las relaciones con otros la participación en actividades sociales y comunitarias para cada área las preguntas se encontraban distribuidas así : relaciones y bienestar material (cinco ítems, rango 5-35); salud y funcionamiento (cinco ítems; rango 5-35); y compromiso personal, social y comunitario (seis ítems, rango 6-42) De esta forma, las puntuaciones más altas implican que los pacientes tienen mejor satisfacción con la vida.

Se pidió a los pacientes que clasificarán sus síntomas en una escala de 0 a 4 en la cual se entendía como 0 la aparición esporádica de sus síntomas y 4 extremadamente frecuente evaluando no solo síntomas negativos sino también positivos de cada patología.

En el grupo de pacientes analizados, se encontró que 75 eran mujeres y 32 hombres, la mayoría de los sujetos de estudio eran solteros y vivían solos y 41 de ellos cursaron únicamente hasta la escuela primaria. Como síntomas negativos se encontró que la mayoría de los Participantes del estudio cursaban con ansiedad y depresión, seguidos de autolaceración, hostilidad y fobia.

Uno de los hallazgos más importante de este estudio se observó cuando se correlacionaron las tres variables más importantes, ya que se logró establecer que individuos con un elevado sentido de la coherencia se encuentran satisfechos con la forma en la cual su vida se ha desenvuelto, además de que lograron desarrollar mejores relaciones con no solo con otros pacientes sino con el personal propio de la institución, la variable más significativa estadísticamente incluye el significado que se le da a la vida asociado al sentido de la coherencia .

Quienes desarrollaron estas cualidades logran movilizar más recursos ante los problemas de la vida diaria y aumentan las experiencias satisfactorias en cuanto al desarrollo de la vida de cada ser humano. Por ello gracias a este estudio se propone que deben implementarse terapias enfocadas en fortalecer el sentido de coherencia. (Langeland , Wahl, Kristiffersen , Nortvedt, & Hanesttad, 2007)

En 2013 se publican en Londres, los resultados del estudio sobre la atención en salud para personas con problemas de salud mental, realizado por la Fundación de salud mental entre los años 2012 y 2013, el objetivo de dicha investigación era identificar las buenas prácticas y a partir de ello generar puntos claves de discusión, para elaborar claves que permitan mejorar la prestación de los servicios de salud.

La investigación se llevó a cabo en diferentes aspectos, el primero de ellos involucraba la búsqueda bibliográfica sobre atención integral en salud, especialmente enfocado a la salud mental. Se llevaron a cabo tres seminarios de expertos con 31 participantes y por último se realizó una convocatoria de pruebas que buscaba interrogar a 1200 participantes a cerca de la herramienta más eficaz para la atención en salud, con el fin de llevar a cabo su implementación.

Anteriormente la evaluación de pacientes con problemas de salud mental era ampliamente defectuosa, pues se consideraba que este tipo de patologías no tenían ninguna incidencia sobre la salud física. Sin embargo, en este estudio se destaca que para lograr una atención integral en salud es necesario que los entes administrativos replanteen la distribución de los recursos y distribución de su personal para así empezar considerarla como uno de los ejes fundamentales para el estudio de los pacientes ahondando en los aspectos sociales, educativos y familiares de cada individuo, con el fin de mitigar los factores sociales adversos. Una herramienta importante para lograr una visión holística de cada sujeto es la formación de equipos interdisciplinarios de trabajo y la disponibilidad continua de los mismos para que se concientice a los pacientes a cerca de las características de sus patologías asegurando una respuesta más satisfactoria ante el tratamiento instaurado.

Dentro de esta investigación también se destacan algunos factores que permiten una atención integral en salud mental, entre ellos se encuentran:

- Sistemas de intercambio de información: Por medio de este sistema se busca interconectar todos los entes prestadores, incluyendo en las bases de datos toda la historia clínica de paciente, con los tratamientos que ha recibido y las intervenciones que se consideren necesarias a futuro, considerando a la vez el registro de información familiar, laboral, educativo, con el fin de evaluar las necesidades y requerimientos en salud ocupacional.
- Protocolos compartidos: Permiten establecer las responsabilidades de cada entidad y el funcionamiento armónico y regulado de todos los entes que conforman una red.
- Financiación y puesta en marcha conjuntas.
- Servicios co – localizados: Por medio de este estudio se comprobó que prestar servicios de atención primaria y especializado en psiquiatría
- Investigación: Por medio de esta herramienta encontrar alternativas viables para el tratamiento de situaciones comórbidas.
- Reducción del estigma: Por medio de la atención multidisciplinaria y los servicios co – localizados periten el conocimiento y familiarización de los demás pacientes con aquellos que padecen enfermedades mentales. Se enriquece el contacto interpersonal reduciendo la exclusión social de individuos con patologías mentales.

El estudio demuestra que el enfoque salutogénico de la salud mental permite a los pacientes no solo una mejor comprensión de su enfermedad, sino un adecuado abordaje de la misma desde diferentes ámbitos de su vida que pueden ser agravantes de la enfermedad. Además, por medio de los servicios co – localizados y la investigación se logra reducir la brecha entre los pacientes con patologías psiquiátricas y el resto de la sociedad, reduciendo de forma ostensible la estigmatización y permitiendo que estos sujetos lleven una vida más estable. (Kings College London, 2013)

En febrero de 2014 el centro de salud pública de Glasgow, publica ***"Resilience for Public Health"***. La resiliencia hace referencia a la habilidad de los individuos o de las poblaciones para sobreponerse a situaciones de estrés, principalmente generando estrategias de adaptación fortaleciendo una visión positiva de los acontecimientos que pueden produjera efectos negativos en la vida de los individuos. El objetivo clave de esta investigación fue evaluar si la resiliencia a nivel comunitario les permite a las poblaciones mitigar los efectos adversos de las pandemias, el terrorismo y otros acontecimientos como los desastres naturales que afectan la cohesión social.

La resiliencia puede establecerse en diferentes niveles, pero el primordial es a nivel individual, este debe ser fortalecido desde la infancia, para poder implementarlo en las comunidades, ciudades y naciones. Sin embargo, el desarrollo de la resiliencia puede verse afectado principalmente por un capital y cohesión social reducidos.

Este estudio busca adoptar herramientas para ofrecer a los individuos desde diversos escenarios oportunidades para sobreponerse ante las circunstancias de cambio. Entre ellas incluyen el fortalecimiento de la identidad cultural, la creación de empleos de calidad, que permitan a los trabajadores acceder a ayuda psicológica cuando lo requieran y finalmente fortalecer la gobernanza a nivel local, para que en caso de desastres las personas del común puedan prestar ayuda a los entes encargados del rescate de víctimas. Por medio de la creación de estas estrategias se hace evidente que la resiliencia de la comunidad no es responsabilidad de un solo ente gubernamental, sino que requiere la integración de todos los altos mandos estatales, con el fin de combatir los puntos más vulnerables de la población, principalmente la pobreza.

Previo a este estudio se realizaron algunas publicaciones referentes a la resiliencia en diferentes grupos etarios; por ejemplo, en niños y jóvenes se contaba con 5 publicaciones, en todas se llega a la conclusión que algunas circunstancias son factores de riesgo que debilitan el desarrollo de la resiliencia, entre ellos se encuentran, la pobreza, familiares con antecedentes de abuso de alcohol y drogas, enfermedades crónicas y discapacidades.

Sin embargo, también se concluyó que algunos factores que podrían fortalecer este proceso o permitir su desarrollo incluían   el acceso a lugares más seguros y con redes de apoyo más amplias, que incluyeran no solo a sus padres sino también a otros familiares, generar experiencias positivas a nivel comunitario, generar relaciones fuertes en entornos cohesivos y fortalecer la autoridad paternal sin inclusión de violencia entre las relaciones de padres e hijos.

La resiliencia en adultos ha tenido un abordaje más complejo, pues una amplia diversidad de factores influencian su desarrollo positiva o negativamente. Uno de los factores que no permite el desarrollo de un ser humano resiliente es la migración y en especial alejarse de núcleo familiar; entre otros factores de riesgo se encuentran, las relaciones interpersonales, el estrés y la relación consigo mismo. Sin embargo, una de las propuestas más innovadores para afrontar la adversidad postula que perseguir los objetivos de vida planteados no solo da sentido a la existencia, sino que también permite desarrollar resiliencia.

Finalmente, en este documento se concluye que los aportes a la resiliencia social pueden ser realizados por cualquier individuo, siempre y cuando, este esté dispuesto a aportar sus experiencias personales para el fortalecimiento de la misma, sin embargo, es necesario que los entes estatales se comprometan y permitan la generación de espacios que fomenten el intercambio de quienes deseen aportar para fortalecer a la comunidad en este contexto. (Seaman, McNeice, & Yates, Resilience for public health, 2015)

Katie Lang y colaboradores en 2014 realizaron un metaanálisis que involucraba el sentido de coherencia y los trastornos alimentarios sobre todo orientado al estudio de la teoría salutogénica en pacientes con antecedentes anorexia nerviosa, esta es una entidad de índole psiquiátrica, generalmente de larga data, esta afecta a quien la padece en todas las esferas de su desarrollo como ser humano, además de implocar serias disfunciones familiares, estos daños descritos pueden llevar a los pacientes a experimentar síntomas depresivos incluso pueden derivar en suicidio.

Para llevar a cabo dicho estudio se utilizaron tres motores de búsquea y se seleccionaron estudios publicados en inglés, que incluyeran al menso 10 participantes y que implementaran escalas de medición lógica, así posteriormente tras análisis del resumen y contenido de los mismo se incluyen 16 publicaciones; por medio de esta investigación se buscaba comprobar que quienes padecen mayor impacto negativo tienen un menor sentido de coherencia global, esta hipótesis fue asertada pues la mayoria de las personas en las que se describió un curso más complejo de la enfermedad tenían dificultades para la integración global de su enfermedad, además estos datos fueron congruentes con que la mayoría de los pacientes eran de género masculino.

Una de las principales dificultades derivadas de estos estudios es la escasa cantidad de sujetos de investigacion incluidos además de la ausencia de la búsqueda delimpacto de la enfermedad en las familias y la búsqueda de variables geneticas relacionadas sobre todo en gemelos, por ende este metanálisis cobra suma importancia y abre una ventana para la búsqueda de nuevas soluciones y mecanismos terapéuticos efectivos que le permitan a estos pacientes gozar de una mejor calidad de vida. (Lang, Lopez, Stahl, Tchanturia, & Treasure, 2018)

En 2016 se publica *"Incremental validity of sense of coherence, neuroticism, extraversion, and general self-efficacy: longitudinal prediction of substance use frequency and mental health"* estudio transversal adelantado entre 2002 y 2013 por Dennis grevenstein, Matthias Bluemke y Henkin, que incluyó inicialmente 318 estudiantes de 4 institutos de educación con un promedio de edad inicial de 14 años, estos sujetos se siguieron durante 9 años, en cuanto al género la muestra se repartió de forma equitativa entre hombres y mujeres, sin embargo, entre ellos se presentó diversidad etnica ya que no todos eran alemanes.

Se analizaron 4 variables con el fin de evaluar la predcción longitudinal que se podría obtener de las mismas, estas incluyeron:

- **Sentido de la coherencia:** Definido como la forma en que las individuos ven la vida de forma comprensible, manejable y significativa. La búsqueda de los investigadores se basó sobretodo en esta variable, pues su hipòtesis se basó en en que un sentido de coherencia alto podría correlacionarse positivamente con sun consumo bajo de sustancias psicoactivas como alcohol, cannabis y tabaco.
- **Autoeficacia general:** Se describe como la creencia que tienen las personas de autocontrol y éxito ante una situación específica, en este caso ante alto riesgo e consumo.
- Neuroticismo: Definido como rasgo negativo de la personalidad relacionado con la depresion y la ansiedad, además en múltiples estudios ligado al consumo de alcohol.
- **Extraversión:** entendida como una personalidad enérgica, positiva y ampliamente sociable, es así como las personascon una baja estraversión tienenden a desarrollar trastornos como fobia social, trastornos de la personalidad y depresión. Sin embargo, ha surgidoun

factor negativo ligado a la extaversion consistente con el aumento del consumo de alcohol y ocasionalmente el consumo de tabaco.

Tras definir los parámetros de estudio se definieron instrumentos de medida y aplicación a los estudiantes en grupos pequeños con el fin de minimizar las respuestas influenciadas por los pares. Durante el primer año se aplicaron los cuestionarios (cuestionario de orientación de vida de 13 items que evaluava el sentido de coherencia, el inventario de personalida de Freiburger para medir el neuroticismo y la extraversión, la escala de autoeficiencia de 10 elementos para la medicion de la autoeficiencia general, la escala de medida de frecuencia de uso de sustancias y SCL-90-R comomlista de verificación de sintomas psicologicos y psicopatológicos) cada 6 meses y posteriormente cada año, estos cuestionarios fueron enviados por correo electronico y solucionados por los participantes. Para incluir a los individuos se solicitó autorizacion de los tutores legales.

Los resultados soportaron exitosamente las hipótesis de los autores, pues se describió que el mayor sentido de coherencia fundamentado desde la adolescencia secorrelacionó con un bajo consumo de las tres sustancias previamnete mencionadas tras 9 años de seguimiento.

En cuanto a las mediciones orientadas a los síntomas específicos de patologías de salud mental se encontró que los predictores más relevantes del consumo o susencia del mismo fueron el sentido de coherencia y el neutoticismo respectivamnte, sin embargo, los altos niveles de este en las primeras aplicaciones de las escalas arrojó mayor relaciones con síntomas asociados a patologias de índole mental.

Adionalmente se estudió la influencia de otras variables que podrían alterar los resultados con el establecimiento de diversos patrones de vida, sin embargo, no se vio la influencia de estos sobre las variables base, por lo cual no se realizaron nuevos cambios a los modelos matemáticos.

Los autores concluyen asi que el sentido de la coherencia es más que un subconjunto de variables independientes y resaltan su importancia como un factor adaptable a investigaciones longitudinales respaldando su importancia en la psicologia de la salud; este argumento se hace aun más valido ante el consumo actualmente influido por variables sociales externas y dinámicas de riesgo favorecidad por un sentido de coherencia social debilitado. (Grevenstein, Bluemke, & Kroeninger, 2016)

Otro grupo de personas que puede intervenirse positivamente a partir del analisis salutgénico es el compuesto por los cuidadores de pacientes con enfermedades de curso crónico; es así como en 2019 Catalina Lopez Martínez, Natalia Serrano Ortega, Sara Moreno Cámara y Rafael del pino Casado investigadores españoles publicaron "***Association between Sense of Coherence and Mental Health in Caregivers of Older Adults***" por medio de este análisis plantearon estudiarel sentido de cohrencia y su asociación con la carga derivada de la ansiedad y la depresión.

Para la elección de los cuidadores que serían parte del estudio se eligió a partir del censo de 4645 pacientes con enfermedades crónicas de Andalucia a 132 participantes que cuidaban de pacientes dependientes definidos como individuos que requerían de ayuda para tareas instrumentales o básicas.

La recolección de los datos se ralizó en 2015 por medio de entrevistas recolectadas por enfermeras que realizaron una capacitacion previa al inicio del estudio, el primer contacto con los posibles participanetes se realizó vía telefónica confirmando la confidencialidad de los datos y confirmando la disposición para firmar un consentimeinto informado en el que se explicaba nuevamente el alcance del estudio.

Dentro de las variables de analisis se incluyeron:

- **Variables sociodemográficas:** se recolectaron la edad del cuidador, genero, parentezco, tiempo de cuidado, edad, sexo y dependencia del paciente a quien prestaban sus servicios.
- **Sentido de coherencia:** Se midió por medio del cuestionario de orientacón de vida formulado por antonovsky que evalua 13 elementos distribuidos en tres caregorías.
- **Carga subjetiva:** Se midio por medio del indice formulado por Robinson para medir el nivel de estrés asociado a su labor.
- **Calidad de vida:** Estos datos se obtuvieron a partir del cuestionario SF-12 en el que se evaluan 8 dimensiones entre las que se incluyen la funciin física, función social, emocional, salud mental, vitalidad y dorlor corporal.

Los cuidadores involucrados eran predominantemente mujeres (86.4%) con una media de edad de 56 años, la mayoría tenian un vínculo familiar con quien padecia la enfermedad crónica, es decir se trataba en su mayoría de hijas que habian prestado sus servicios por un promedio de 9 años a sus padres que tenían una edad cercana a los 85 años.

Los resultados obtenidos por los investigadores revelan que el sentido de coherencia se relacionaba directamente con la calidad de vida e inversamente con la percepci´pn de una alta carga, depresión y ansiedad.

El valor promrdio del sentido de coherencia estuvo en 63.6 (rango entre 13 y 91) y el significado estuvo en 21.29 en promedio (rango entre 4 y 28). Las puntuaciones más bajas en estos dos items y e asociaron con mayor puntuación en síntomas de depresion y ansiedad. (Martinez, Serrano, Camara, & Casado, 2019)

CAPITULO 10

Salutogénesis Y Salud Mental En Niños

En cuanto a la salud mental pediátrica en el año 2010 se publica ***"Las emociones positivas: Su importancia en el marco de la salud mental en la infancia"*** en Argentina. En esta publicación se resalta que las emociones afectan diferentes ámbitos de la vida de los seres humanos, como el cognitivo, fisiológico, comportamental y subjetivo; estas emociones son producto de una evaluación cognitiva del contexto y están fuertemente asociadas a los recursos de afrontamiento de cada individuo. Sin embargo, las emociones negativas imposibilitan que se alcance un objetivo.

El proceso emocional se desencadena por la percepción de condiciones internas y externas que son evaluadas en un primer momento y que posteriormente se exteriorizan por medio del lenguaje verbal y no verbal y que desencadenan acciones de afrontamiento o cambios fisiológicos.

Uno de los puntos que más se destaca por el autor es que la cognición y las emociones son bidireccionales y se desencadenan al tiempo; esta teoría se confirma gracias a investigaciones realizadas en el año 2000, que afirman que desde el desarrollo cerebral se producen conexiones entre la corteza prefrontal y el sistema límbico.

En el desarrollo cognitivo y emocional de los niños cabe destacar que uno de los puntos más importantes es la autorregulación pues esta genera experiencias positivas o negativas, que fundamentan el proceso cognitivo a largo plazo.

Los estudios desarrollados en el campo de las emociones positivas son escasos y por el contrario, el campo más explorado es el dela influencia que ejercen las emociones negativas, este fenómeno ocurre porque uno de los campos de estudio más importantes es la repercusión que estas tienen no solo para el individuo, sino también para la sociedad, además las tendencias de acción ante las emociones positivas son menos claras que ante las negativas y están más condicionadas por la genética.

Las emociones positivas producen una manifestación fisiológica menor y desencadenan procesos cognitivos, esto fortalece la construcción de recursos personales, físicos, psicológicos y sociales para afrontar situaciones difíciles; el desarrollo de estas cualidades permite el desarrollo de la creatividad, la optimización de la salud y la promoción de la resiliencia Psicológica

Finalmente, se concluye que fomentar las emociones positivas en niños lleva a que se produzcan efectos positivos en 4 escenarios:

1. Ampliar los pensamientos positivos, mejorando el desempeño intelectual en las instituciones educativas. Por ejemplo, el optimismo y la esperanza, permite afrontar de manera positiva los fracasos escolares.
2. Revaloración positiva de circunstancias externas, esto permite considerar las dificultades como un como desafíos y no somo situaciones sin posible solución.
3. Promueven el uso de estrategias positivas para manejar la adversidad.
4. Perseverancia y tenacidad frente al fracaso

Sin embargo, la autora hace claridad en que el objetivo no debe ser anular las emociones negativas, sino potenciar que se de un adecuado equilibrio entre ambas. (greco , 2010)

En 2011 Christina krause del partemento de pedagogía de la universidad de Göttingen, Alemania, publicó *"Developing Sense of Coherence in Educational Contexts: Making Progress in Promoting Mental Health in Children"* en donde reune datos de estudios longitudinales que tenían como objetivo desarrollar y evaluar medidas de promoción de salud.

El primer estudio tuvo una muestra de 226 niños inicialmente de 5 años, quienes fueron seguidos hasta los 10 años de edad, con el fin de investigar la construcción del yo y la relación de este con la autoestima. El segundo estudio se realizó a partir de entrevistas a niños y a sus padres, en esta ocasión se implementaron además chequeos medicos obligatorios.

Para medir ambos grupos de niños se utilizaron herramientas como la representacion del perfil de bienestar, y la representación gráfica de "lo que les gustaba hacer" ademas de la autodescripción y el complemento de oraciones predeterminadas.

Durante la implementación del programa se le dio a los niños herramientas para que pudiesen lidiar con las dificultades de la cotidianidad, sin embargo, los investigadores notaron que se debía intervenir un factor clave: los padres, asi se logra describir la necesidad de propiciar experiencias de alto y bajo impacto emocional, además de escenarios que les permitieran reconocer su autosificiencia ante problemas cotidianos.

Uno de los factores clave de la intervención para que los modelos prevetivos en salud mental se apliquen a los más pequeños con éxito radica en el fortalecimiento de la autoestima y la prevención de los fracasos escolares ya que estos se relacionan con un bajo desempeño en la vida adulta no solo en materia academica sino también laboral.

En etapas precocez de la vida se fundamenta el yo por medio de la aceptación fundamentada en varios autoconceptos como el yo social, el cuerpo y el aprendizaje. Por otra parte, el "nosotros" se contruye cuando se empieza constituir la individualidad dentro de un grupo de individuos con caracteristícas similares, esto permite la formación del "yo cultural" donde se comparten los valores, rituales y costumbres. El conjunto de estas herramientas permite fundamentar la autoestima, definida como la relacion emocional que cada persona tiene consimo misma, una autoestima fuerta tendrá entonces como resultado una mejor resistencia ante adversidades físicas y psicológicas.

Tras los estudios de krause se logró concluir que los niños con mejor rendimeinto academico y social habian logrado hitos importantes dada la presencia de condiciones como:

- Experiencias agradables con los padrs
- Maestros que alentaron la tarea de sus alumnos y felicitaron cuando las tareas se llevaron a cabo con éxito.
- Sensación de bienestar en la escuela.

Por otra parte, los niños con resultados menos positivos refirieron ver como algo positivo el cambio de escuela; además manifestaron la presencia de algunos síntomas como cefalea, insomnio y agotamiento.

Estos estudios demuestran que la interacción entre a familia y los entes educativos jueganun papel fundamental durante los primeros años de vida, ademas de que permiten adquirir herramientas para fortalecer el sentido de coherencia, autoestima y factores generales de resistencia al tener que enfrentarse a lo largo de la vida a situaciones negativas. (Krause , 2011)

CONCLUSIÓN

Gracias a la visión revolucionaria de Antonovsky es posible hablar de un sistema de salud, que contemple primordialmente la prevención de las enfermedades y que además tenga una visión integral del ser humano, entendiéndolo no solo desde los padecimientos físicos, sino también desde los mentales, que requieren un mayor empeño en su tratamiento, no solo por parte de los entes encargados de la prestación de los servicios de salud, sino también de las redes de apoyo y de la sociedad en general.

Esta novedosa explicación de la salud que sale del cotexto de ver a un individuo como un ente completamente sano o completamente enfermo permite fortalecer los sistemas de salud y buscar en la individualidad mejores opciones de tratamiento que enrriquezcan no solo la calidad de vida actual sino que permitan generar herramientas de afrontamiento solidas para situaciones futuras.

El futuro de la salutogenesis radica en la posibilidad de ampliar los etudios en materia de neurobiología y de variables sociales que sin duda repercuten sobre el comportamiento y las desiciones de los individuos y finalmente de la sociedad misma.

La salutogenesis debe ser incluida como un recurso valioso en el estudio de la salud mental, pues permite la detección temprana de rasgos que podrían ser modificados por el fortalecimiento del sentido de coherencia, herramientas de afrontamiento y recursos generales de resistencia.

Es importante que los gobiernos potencien cualidades como la resiliencia social y el sentido de coherencia en todos los grupos etarios, ya que por medio de estas dos cualidades se ha demostrado que los individuos adquieren una mejor capacidad de adaptación, además logran sobreponerse más fácil ante los eventos adversos de su cotidianidad otros escenarios adversos de mayor magnitud como catástrofes naturales y pandemias.

REFERENCIAS

1. Bengt , L., & Eriksson , M. (2011). *Guía Autoestopista Salitogénico.* Girona: Docuemnta Universitaria.

2. *Organización mundial de la salud.* (1998). Obtenido de WHO: https://apps.who.int/iris/bitstream/handle/10665/67246/WHO_H PR_HEP_98.1_spa.pdf;jsessionid=8103C1460380A908A856C1 242B75DD25?sequence=1

3. Antonovsky, A. (1979). *Health, Stress and Coping.* San Francisco: Jossey - Bass.

4. Antonovsky, A. (1996). The Salutogenic model as a theory togide health promotion. *Health promotion international,* 11 - 18.

5. Mittelmark, M., & Bull, T. (2013). The salutogenic model of health in health promotion research . *Sage Journals.*

6. Wayne, J., Chez, R., Smith, K., & Sakallaris, B. (2014). The salutogenic model of health in health promotion research . *Global Advances in Health and Medicine,* 82 - 91.

7. Antonovsky , A. (1967). Social Class and Illness: A Reconsideration. *Sociological Inquiry,* 311 - 322.

8. Forbech, H., Langeland, E., & Bull, T. (s.f.). Chapter 4Aaron Antonovsky's Development of Salutogenesis, 1979 to 1994. En M. +. Mittelmark, S. Shifra, M. Eriksson, & B.

9. Vinje, H. F., Langeland, E., & Bull, T. (2017). Chapter 4Aaron Antonovsky's Development of Salutogenesis, 1979 to 1994. En M. Mittelmark, S. Sagy, M. Eriksson, G. Bauer, J. Pelikan, & G. Arild, *The Handbook of Salutogenesis* (págs. 25 - 43). Springer.

10. Antonovsky, A. (1996). *The salutogenic model as a theory to guide health promotion.* Obtenido de Health Promotion International: https://academic.oup.com/heapro/article/11/1/11/582748

11. Antonovsky, A., & Sagy, S. (2017). Aaron Antonovsky, the Scholar and the Man Behind Salutogenesis. En m. Mittelmark, S. Sagy, M. Erickson, G. Bauer, J. Pelikan, B. Linström, & G.

Espnes, *The Handbook of Salutogenesis* (págs. 15 - 25). Springer.

12.   Rakel, D., Guerrera, M., Bayles, B., Desai, G., & Ferrara, E. (2008). *CAM Education: Promoting a Salutogenic Focus in Health Care.* Obtenido de The Journal of Alternative and Complementary   Medicine: https://doi.org/10.1089/acm.2007.0562

13.   Di Sesina, P. R., & Iseppato, I. (2010). *Person- centred Medicine: Towards Definition.* Obtenido de Forsch Komplementmed: https://doi.org/10.1159/000320603

14.   Kienle, G., & Kiene, H. (17 de Agosto de 2011). *Clinical judgement and the medical profession .* Obtenido de Pubmed: https://www.ncbi.nlm.nih.gov/pmc/articles/PMC3170707/

15.   Sorem, V., Hatim , O., & Merrick, J. (21 de Abril de 2010). *Quality of Life as Medicine: Interventions that Induce Salutogenesis. A Review of the Literature.* Obtenido de Springer Link: https://link.springer.com/article/10.1007/s11205-010-9621-8

16.   Organizacion Mundial de la Salud. (17 - 21 de Noviembre de 1896). *Carta de Ottawa para la promoción de la salud.* Obtenido   de   paho.org: https://www.paho.org/hq/dmdocuments/2013/Carta-de-ottawa-para-la-apromocion-de-la-salud-1986-SP.pdf

17.   Alivia, M., Guadagni, P., & Di Sarsina, P. R. (8 de Noviembre de 2011). *Towards salutogenesis in the development of personalised and preventive healthcare.* Obtenido de Springer EPMA Journal: doi: 10.1007/s13167-011-0131-9

18.   Juvinya, D. (2013). Salutogénesis, nuevas perspectivas para promover la salud. *Enfermería clínica*, 87 - 88.

19.   Lindström, B., & Eriksonn, M. (2013). Un apordaje salutogenico para reducir las desigualdades en salud. En M. Hernan, A. Morgan, & A. Mena, *Formación en salutogénesis y activos para la salud* (págs. 67 - 103). Andalucia: Escuela Andaluza de Salud Pública.

20.   Organización Mundial de la Salud. (3 de Octubre de 2019). *Salud mental*. Obtenido de OMS: https://www.who.int/es/news-room/facts-in-pictures/detail/mental-health

21.   Glazinski, R. (2007). Sozialmedizinische Bedeutung des Konzepts der Salutogenese für Neurologie und Psychiatrie. *Gesundheitswesen*, 104 - 106.

22.   Rodriguez, M., Cuoto, M., & Diaz, N. (2015). *Modelo salutogénico: enfoque positivo de la salud. Una revisión de la literatura*. Obtenido de Acta Odontológica venezolana: https://www.actaodontologica.com/ediciones/2015/3/art-19/

23.   Lopez, M., Filippetti, V., & Richaud, M. (2014). *Empatía: desde la percepción automática hasta los procesos controlados*. Obtenido de Scielo: http://www.scielo.org.co/pdf/apl/v32n1/v32n1a04.pdf

24.   Organización Mundial de la Salud. (2013). *Plan de Acción sobre salud mental 2013 - 2020*. Obtenido de who: https://apps.who.int/iris/bitstream/handle/10665/97488/9789243 506029_spa.pdf?sequence=1

25.   Meyza, K., Ben - Ami, I., Monfils, M., Panksepp, J., & Knaska, E. (1 de Mayo de 2018). *The roots of empathy: through the lens of rodent models*. Obtenido de HHS: doi: 10.1016/j.neubiorev.2016.10.028

26.   Shirtcliff, E., Vitacco, M., Graf, A., Gostisha, A., Merz, J., & Zahn, C. (20 de Agosto de 2009). *Neurobiology of Empathy and Callousness: Implications for the Development of Antisocial Behavior*. Obtenido de HHS: doi: 10.1002/bsl.862

27.   Amaris, M., Paternina , A., & Vargas, K. (2004). Relaciones familiares en familias desplazadas por la violencia ubicadas en "La Cangrejera". *Psicología del Caribe*, 91 - 124.

28.   Macias , M., Orozco, C. M., Valle, M., & Zambrano, J. (Enero - Abril de 2013). *Estrategias de afrontamiento individual y familiar frente a situaciones de estrés psicológico*. Obtenido de Psicología desde el Caribe: https://www.redalyc.org/pdf/213/21328600007.pdf

29.   Kristofferzon, M., Engtröm, M., & Nilsson, A. (5 de Abril de 2018). *Coping mediates the relationship between sense of coherence and mental quality of life in patients with chronic illness: a cross-sectional study*. Obtenido de Springer: doi: 10.1007/s11136-018-1845-0

30.   Becoña, E. (2006). *doi: 10.1007/s11136-018-1845-0*. Obtenido de revista de psicopatología y psicologia clínica: http://aepcp.net/arc/01.2006(3).Becona.pdf

31.   Dacal,   J.   M.,   &   Borges,   V.   (2009).   *La Dehidroepiandrosterona (DHEA), revisión de su eficacia en el manejo de la disminución de la libido y de otros síntomas del envejecimiento*. Obtenido de Actas Urológicas Españolas: http://scielo.isciii.es/pdf/aue/v33n4/v33n4a09.pdf

32.   Navarrete, V., Cardoso, G., Pardo, M., Caceres, M., & Lopez, F. (2009). *Testosterona, Función endotelial, salud cardiovascular y androgeno deficiencia del varon añoso*. Obtenido de Servicio de urología Universidad Autónoma de Madrid: http://scielo.isciii.es/pdf/urol/v62n3/01.pdf

33.   Diaz, E. D., Gafaro, C., & Bermudez, M. (2015). *Neuropéptidos en el encéfalo humano*. Obtenido de Medicina y Laboratorio: https://www.researchgate.net/publication/302102187_Neuropep tidos_en_el_encefalo_humano

34.   Russo, S., Murrough, J., Hu Han, M., Charney , D., & Nestle, E. (14 de Noviembre de 2012). *Neurobiology of Resilience*. Obtenido de HSS: doi: 10.1038/nn.3234

35.   Griffiths, C. (2009). *Sense of Coherence and Mental Health Rehabilitation*.   Obtenido   de   PubMed: DOI: 10.1177/0269215508095360

36.   Riise, T., Hanestad, B., Nortvedt, M., Kristoffersen, K., & Wahl, A. (2006). The effect of salutogenic treatment principles on coping with mental health problems: A randomised controlled trial. *Patient education and counseling*, 212 - 219.

37.   Langeland , E., Wahl, A., Kristiffersen , K., Nortvedt, M., & Hanesttad, B. (2007). Sense of coherence predicts change in life satisfaction among home-living residents in the community with

mental health problems: a 1-year follow-up study. *Quality of life Research.*

38.   Kings College London. (2013). *Crossing Boundaries Improving integrated care for people with mental health problems.* Londres.

39.   Seaman, P., McNeice, V., & Yates, G. (2015). *Resilience for public health.* Glasgow: Glasgow centr for population health.

40.   Lang, K., Lopez, C., Stahl, D., Tchanturia, K., & Treasure, J. (2018). Central coherence in eating disorders: An updated systematic review and meta-analysis. *The World Journal of Biological Psychiatry*, 587 - 598.

41.   Grevenstein, D., Bluemke, M., & Kroeninger, H. (2016). Incremental validity of sense of coherence, neuroticism, extraversion, and general self-efficacy: longitudinal prediction of substance use frequency and mental health. *Health Quality of life outcomes*, 1 -14.

42.   Martinez, C. L., Serrano, N. O., Camara, S. M., & Casado, R. D. (2019). Association between Sense of Coherence and Mental Health in Caregivers of Older Adults. *Enviromental research and public health*, 1 - 10.

43.   Greco , C. (11 de Enero de 2010). *Las emociones positivas: Su importancia en el marco de la promoción de la salud mental en la infancia.* Obtenido de Scielo Peru: http://www.scielo.org.pe/pdf/liber/v16n1/a09v16n1.pdf

44.   Krause , C. (2011). Developing sense of coherence in educational contexts: Making progress in promoting mental health in children. *international review of Psychiatry*, 525 - 532.

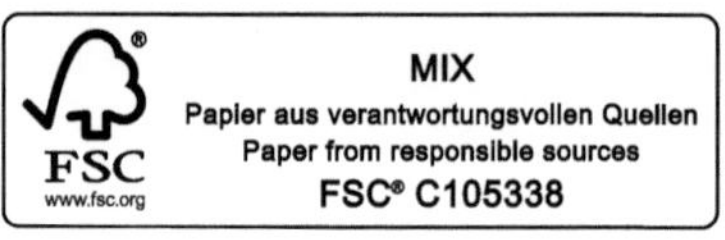

Printed by Books on Demand GmbH, Norderstedt / Germany